Malay K. Das

Manual prático de farmácia para estudantes de farmácia

Malay K. Das

Manual prático de farmácia para estudantes de farmácia

ScienciaScripts

Cover image: www.ingimage.com

This book is a translation from the original published under ISBN 978-3-659-89153-3.

Publisher:
Sciencia Scripts
is a trademark of
Dodo Books Indian Ocean Ltd. and OmniScriptum S.R.L publishing group

120 High Road, East Finchley, London, N2 9ED, United Kingdom
Str. Armeneasca 28/1, office 1, Chisinau MD-2012, Republic of Moldova, Europe
Managing Directors: Ieva Konstantinova, Victoria Ursu
info@omniscriptum.com

Printed at: see last page
ISBN: 978-620-8-60397-7

FARMACÊUTICA

MANUAL PRÁTICO

PARA

ESTUDANTES DE FARMÁCIA

Dr. Malay K Das,

M. Farmacêutico, Ph.D.

Professor associado de Farmácia

Departamento de Ciências Farmacêuticas

Universidade de Dibrugarh, Dibrugarh 786004

ASSAM ÍNDIA

PREFÁCIO

"O valor do homem reside no que ele dá e não no que ele é capaz de receber"

ALBERT EINSTEIN

Estão disponíveis numerosos volumes de excelentes livros de texto de Farmácia sobre os vários aspectos da teoria. No entanto, as faculdades e os estudantes têm frequentemente dificuldade em realizar as experiências práticas sem problemas. Este manual prático de Farmácia foi redigido para responder às necessidades dos estudantes de farmácia no sentido de realizarem as experiências de forma simples e eficaz, consolidando assim os seus conceitos teóricos.

O principal objetivo deste livro é satisfazer as exigências do ensino farmacêutico de várias instituições farmacêuticas.

A caraterística importante deste livro é a descrição técnica fornecida com cada experiência. Isto ajudará os estudantes a compreenderem a aplicação de cada experiência na prática e a prepararem-se para o debate, uma componente do exame prático. Os professores também podem achar útil para a formação dos seus alunos.

O autor espera que este manual sirva as suas necessidades e aguarda o feedback de todos os seus utilizadores para o tornar cada vez melhor. Quaisquer sugestões e críticas para melhorar o texto serão aceites com gratidão.

A cooperação da editora LAP LAMBERT Academic publishing Germany para a publicação deste livro é muito apreciada.

maio de 2016 - Autor

Dibrugarh

ÍNDICE

ÁGUAS AROMÁTICAS

Teoria

As águas aromáticas são soluções aquosas límpidas e saturadas de um óleo volátil ou de outra substância volátil, preparadas por destilação ou por dissolução da substância. Os seus odores e sabores são idênticos aos das drogas ou substâncias voláteis a partir das quais são preparadas e devem estar isentas de odores empireumáticos (semelhantes a fumo) e outros odores estranhos. Em geral, são utilizados como veículos aromatizados e perfumados. As substâncias voláteis utilizadas na preparação das águas aromáticas devem ser de qualidade farmacopeica ou da melhor qualidade, se se pretender um sabor mais fino no caso de preparações não oficiais. As águas aromáticas simples contêm água purificada como solvente, mas não contêm álcool. As águas aromáticas concentradas contêm álcool como solvente para os constituintes voláteis. As águas aromáticas devem ser preparadas em pequenas quantidades e protegidas da luz intensa e do calor excessivo, uma vez que se deterioram com o tempo. A deterioração pode ser causada por volatilização, decomposição ou crescimento de bolor, resultando numa solução turva e que perdeu todos os vestígios do seu odor agradável. É um facto bem conhecido que a água destilada comum está normalmente contaminada por organismos produtores de bolor e, por conseguinte, para evitar a presença de microrganismos na água, é preferível utilizar água destilada recentemente fervida.

A dose das águas aromáticas simples é geralmente de 15 a 30 ml, mas varia consoante a água.

As águas aromáticas deterioram-se com o tempo, pelo que devem ser preparadas em pequenas quantidades e protegidas da luz intensa e do calor excessivo. Devem ser armazenadas em recipientes herméticos e resistentes à luz, em local fresco. As águas aromáticas devem ser protegidas da luz intensa e, de preferência, armazenadas em recipientes fechados com algodão purificado para permitir o acesso de algum ar, mas para excluir o pó.

O rótulo deve conter a advertência "PROTEGER DA LUZ DO SOL" a tinta vermelha, devido à presença de um constituinte volátil na preparação. Esta precaução é mais importante no caso da água de clorofórmio, uma vez que o clorofórmio se converte em gás fosgénio venenoso na presença de luz

O modelo de etiqueta para a água aromática é o seguinte

CLOROFÓRMIO ÁGUA IP (50 ml)		
Composição: Cada 50 ml contém: Clorofórmio 0,125 ml Água purificada q.s.p. 50 ml Dose: 15 a 30 ml Armazenamento: Armazenar em num recipiente hermético e resistente à luz, num local fresco.	Utilizar: Agente aromatizante, veículo e conservante PROTEGER DO SOL LUZ NÃO INJECTÁVEL	Licença de fabrico nº. ..... Número do lote .... Data de fabrico................ Exp. Data........................ M.R.P .... (Incluindo todos os impostos) Mfd. Por:

EXERCÍCIO 1

Preparação de água com clorofórmio I.P.

Fórmula:

Clorofórmio 2,5 ml

Água Purificada, q. s. para 1000.0 ml

Princípio:

As substâncias que têm uma pressão de vapor mais elevada e que se evaporam rapidamente à temperatura ambiente são conhecidas como substâncias voláteis. As substâncias que têm aroma ou cheiro doce são conhecidas como substâncias aromáticas. A água de clorofórmio é uma água aromática simples, que contém água purificada como solvente, mas não contém álcool. Trata-se de uma solução saturada de clorofórmio em água purificada. O clorofórmio (CHCl3) é um líquido límpido e incolor com uma densidade de 1,474 a 1,479 e possui um odor caraterístico com um sabor doce a queimado. A solubilidade do clorofórmio é de 1 em 800 partes de água. Nesta preparação, é necessária uma agitação vigorosa para subdividir o clorofórmio em pequenos glóbulos, de modo a aumentar a taxa de dissolução através do aumento da área de superfície do clorofórmio. A solubilidade de um soluto num solvente é diretamente proporcional à sua área de superfície. A preparação é armazenada num recipiente bem fechado para evitar a perda de clorofórmio por evaporação. A preparação é utilizada como veículo para medicamentos líquidos e como menstruum para extração de drogas devido ao seu aroma, sabor doce e propriedades conservantes.

Aparelho:

Copo de vidro, proveta e pipeta volumétrica.

Procedimento:

Agitar 2 ml de clorofórmio com 1000 ml de água purificada num recipiente de capacidade suficiente. Repetir a agitação várias vezes durante um período de 15 minutos. Reservar durante 30 minutos, filtrar através de papel de filtro humedecido e adicionar água purificada através do filtro para que o produto meça 1000 ml. Transferir para um recipiente de vidro de cor âmbar limpo e fechar bem.

EXERCÍCIO 2

Preparação da água de cânfora I. P.

Fórmula:

Cânfora	1,0 gm
Álcool (90 %)	2,0 ml

Água Purificada, q. s. para 1000.0 ml

Princípio:

A cânfora [C10H16O] é uma cetona ou um cetotetra-hidro-cimeno obtido a partir da Cinnamomum camphora. A cânfora apresenta-se como um sólido cristalino, transparente e incolor. Tem um odor forte e penetrante e um sabor pungente, algo amargo, seguido de uma ligeira sensação de frio. Tem uma gravidade específica de 0,986 a 0,996. A cânfora sintética difere da cânfora natural por ser opticamente inativa em vez de dextrorotatória. A cânfora é ligeiramente solúvel em água (1 em 700). O álcool actua como agente de distribuição. A cânfora é dissolvida em álcool. A solução alcoólica de cânfora é adicionada gota a gota à água para assegurar a precipitação fina da cânfora, que é redissolvida por agitação. Não se adiciona água purificada à solução alcoólica de cânfora, caso contrário a cânfora precipita-se completamente, não podendo ser redissolvida por agitação. A cânfora é volátil por natureza; por conseguinte, a preparação deve ser armazenada num recipiente bem fechado. É utilizada como veículo aromático, carminativo, diaforético, expetorante e para aliviar dores abdominais agudas, especialmente em bebés.

Carminativo: medicamento ou preparação que provoca a expulsão de gases do estômago, do intestino ou dos intestinos, de modo a aliviar a flatulência ou as dores abdominais.

Quando um medicamento aumenta apenas ligeiramente a secreção de suor, de modo a que este possa evaporar-se da pele sem escorrer em gotas, é designado por diaforético

Expetorante, um medicamento que ajuda a expelir o muco e outros materiais dos pulmões, brônquios e traqueia. Promove a drenagem do muco dos pulmões através da diluição do muco e também lubrifica o trato respiratório irritado.

Aparelho:

Copo de vidro, proveta e pipeta volumétrica.

Procedimento:

Dissolver a cânfora no álcool a 90%. Adicionar a solução alcoólica de cânfora, em porções sucessivas, à Água Purificada num recipiente com capacidade suficiente. Agitar vigorosamente após cada adição. Em seguida, agitar ocasionalmente até que toda a cânfora esteja dissolvida. Filtrar através de papel de filtro humedecido e adicionar água purificada através do filtro para que o produto meça 1000 ml. Transferir para um recipiente de vidro limpo de cor âmbar e fechar bem.

EXERCÍCIO 3

Preparação da água concentrada de hortelã-pimenta B. P.

Fórmula:

Óleo de hortelã-pimenta 20.0 ml

Álcool, 90% 600,0 ml

Água Purificada, q. s. para 1000.0 ml

Princípio:

As águas aromáticas concentradas são 40 vezes mais fortes do que as águas aromáticas comuns. A água aromática pode ser preparada diluindo 1 ml de água aromática concentrada até 40 ml com água purificada (1:40). A água de hortelã-pimenta concentrada é uma solução saturada de óleo de hortelã-pimenta. Por conseguinte, é necessária uma quantidade excessiva de óleo de hortelã-pimenta na preparação da sua água concentrada. O óleo de hortelã-pimenta é extraído da Mentha piperita (família Labiatae). Os principais componentes químicos do óleo de hortelã-pimenta são o mentol, mentona, 1,8-cineol, acetato de metilo, metofurano, isomentona, limoneno, β-pineno e α-pineno. A parte aromática é muito mais solúvel num álcool fraco do que a parte não aromática. Assim, quando uma solução de óleo em álcool a 90% é diluída com uma quantidade limitada de água, a parte aromática do óleo permanece em solução, enquanto a parte não aromática se precipita, separando-se como uma camada oleosa. O excesso de óleo não dissolvido é removido utilizando um adsorvente (por exemplo, talco purificado) para obter a solução saturada límpida. A preparação é ocasionalmente agitada com talco purificado para facilitar a adsorção do excesso de óleo de hortelã-pimenta e removido juntamente com o talco por filtração. A concentração de álcool no produto acabado varia entre 52% e 56%. A preparação é utilizada como veículo aromático, carminativo e para aliviar a flatulência e as dores gástricas e intestinais. O álcool presente na preparação actua como conservante e veículo.

Os conservantes antimicrobianos são as substâncias utilizadas nas preparações farmacêuticas para evitar a deterioração microbiana durante o armazenamento. Evitam a contaminação microbiana da preparação.

Aparelho:

Copo de vidro, proveta e pipeta volumétrica.

Procedimento:

Dissolver o óleo de hortelã-pimenta no álcool a 90% e adicionar água purificada adequada em pequenas quantidades sucessivas para produzir 1000 ml num recipiente com capacidade suficiente. Agitar vigorosamente após cada adição. Adicionar 50 g de Talco Purificado e agitar. Deixar repousar durante algumas horas, agitar ocasionalmente e filtrar através de papel de filtro humedecido. Adicionar água purificada através do filtro para que o produto meça 1000 ml e transferir para um recipiente de vidro de cor âmbar limpo e fechá-lo hermeticamente.

SOLUÇÕES

Teoria

As preparações líquidas que contêm um ou mais componentes que normalmente se dissolvem na água são designadas por soluções. São utilizadas por via interna, externa ou para instilação em cavidades corporais. As soluções são emitidas estéreis ou não estéreis, consoante a sua utilização. As soluções não estéreis incluem a solução para administração oral, as soluções para aplicações externas e as soluções para hemodiálise. As soluções estéreis incluem as soluções para aplicação externa em feridas e superfícies desgastadas, colírios, soluções parenterais e irrigantes. Normalmente, as soluções orais devem ser dispensadas e armazenadas em frascos de vidro simples de cor âmbar com um fecho que possa ser fechado de novo à prova de crianças.

EXERCÍCIO 1

Preparação da solução aquosa de iodo (solução de Lugol) I. P.

Fórmula:

Iodo 50,0 gm

Iodeto de potássio 100.0 gm

Água Purificada, q. s. para 1000.0 ml

Princípio:

O iodo é praticamente insolúvel em água. O Iodeto de Potássio reage com o iodo para formar poliiodetos como KI3, KI5 e KI7, que são solúveis em água, o que facilita a formação de soluções. A dissolução ou velocidade de reação do iodo é diretamente proporcional à concentração de Iodeto de Potássio. Por conseguinte, apenas uma parte da água purificada é utilizada para dissolver o Iodeto de Potássio e o Iodo na fase inicial de preparação.

$$KI + I_2 \longrightarrow KI.I_2 \text{ or } KI_3$$

$$KI_3 + I_2 \longrightarrow KI_3.I_2 \text{ or } KI_5$$

$$KI_5 + I_2 \longrightarrow KI_5.I_2 \text{ or } KI_7$$

A necessidade diária mínima de iodo para um adulto é de cerca de 100 µg. A sua deficiência leva ao desenvolvimento de bócio. A solução aquosa de iodo é utilizada no tratamento ou no tratamento pré-operatório da tirotoxicose. A solução é frequentemente administrada como medida preventiva no hipertiroidismo. Pode também ser utilizada como antissético. O iodo é sensível à luz e volatiliza-se lentamente à temperatura ambiente. Por conseguinte, a preparação deve ser armazenada num recipiente de vidro de cor âmbar bem fechado. O fecho do recipiente deve ter um revestimento feito de um material (por exemplo, cloreto de polivinilo) que seja resistente ao ataque do iodo.

Aparelho:

Copo de vidro, proveta, pipeta volumétrica e balão volumétrico.

Procedimento:

Dissolver o iodeto de potássio e o iodo em 100 ml de água purificada. Agitar bem para dissolver completamente. Finalmente, completar o volume com Água Purificada e transferir para um recipiente de vidro de cor âmbar limpo e fechá-lo bem.

EXERCÍCIO 2

Preparação da solução fraca de iodo I. P. (tintura de iodo)

Fórmula:

Iodo	20,0 gm
Iodeto de potássio	25.0 gm
Álcool (50%), q. s. para	1000.0 ml

Princípio:

A solução de iodo fraco contém 2,0 % (m/v) de iodo e 2,5 % (m/v) de iodeto de potássio na solução hidroalcoólica. O teor de etanol varia entre 45 - 48 % v/v. É utilizada como antissético.

Os anti-sépticos são agentes químicos antimicrobianos que retardam ou impedem o crescimento de microrganismos (germes) nas superfícies externas do corpo e ajudam a prevenir infecções.

Aparelho:

Copo de vidro, proveta, pipeta volumétrica e balão volumétrico.

Procedimento:

Dissolver o iodeto de potássio e o iodo em álcool (50 %) suficiente para obter 1000 ml. Transferir para um recipiente de vidro âmbar limpo e fechar bem.

EXERCÍCIO 3

Preparação da solução de iodo forte I. P.

Fórmula:

Iodo	100.0 gm
Iodeto de potássio	60.0 gm
Água Purificada	100.0 ml
Álcool (90 %), q. s. para	1000.0 ml

Princípio:

A solução de iodo forte contém 10,0 % (m/v) de iodo e 6,0 % (m/v) de iodeto de potássio na solução hidroalcoólica. O iodeto de potássio pode ser substituído por iodeto de sódio. O teor de etanol varia entre 74 e 79 % v/v. É utilizado como anti-sético.

Procedimento:

Dissolver o iodeto de potássio e o iodo na água purificada e adicionar álcool (90 %) suficiente para obter 1000 ml. Transferir para um recipiente de vidro de cor âmbar limpo e fechar bem.

EXERCÍCIO 4

Preparação de uma solução forte de acetato de amónio I. P. (Liquor Ammonia Acetatis Fortis)

Fórmula:

Ácido acético glacial	453.0 gm	
Bicarbonato de Amónio	470.0 gm	
Solução de amoníaco forte	100.0ml ou	q. s.
Água purificada, q. s. para	1000.0 ml	

Princípio:

A solução forte de acetato de amónio contém 57,5 ± 2,5 % p/v de acetato de amónio. Nesta fórmula, o ácido acético glacial (pureza 99 %) reage com o bicarbonato de amónio e a solução forte de amoníaco. Utiliza-se um recipiente grande e aberto para facilitar a saída do dióxido de carbono e evitar derrames devido à formação de espuma.

Reacções químicas

$$NH_4HCO_3 + CH_3COOH \longrightarrow CH_3COONH_4 + H_2O + CO_2$$

$$NH_4OH + CH_3COOH \longrightarrow CH_3COONH_4 + H_2O$$

$$CH_3COOH \leftrightarrow CH3COO^- + H^+$$

$$NH_4HCO_3 \leftrightarrow NH_4^+ + HCO_3^-$$

$$NH4^+ + CH3COO^- \rightarrow CH3COONH4$$

$$CH3COONH4 \rightarrow NH4^+ + CH3COO^-$$

À medida que se forma mais acetato de amónio, a concentração de iões acetato aumenta e a ionização do ácido acético diminui, acabando por parar antes de se obter a concentração necessária de acetato de amónio. Utiliza-se uma solução forte de amoníaco (hidróxido de amónio) para neutralizar o ácido acético que não reagiu, de modo a obter a concentração necessária de acetato de amónio e a tornar a preparação alcalina com um pH de 7,6 a 8,1. O pH é ajustado utilizando o indicador azul de bromotimol (cor azul, pH 7,6) e o indicador azul de timol (cor amarela, pH 8,1). No ponto final, o odor acético torna-se menos percetível pelo nariz.

A preparação é armazenada num recipiente de vidro sem chumbo, porque o acetato de amónio dissolve rapidamente o sal de chumbo e extrai o chumbo do vidro; a preparação torna-se tóxica e pode causar envenenamento por chumbo.

A solução forte de Acetato de Amónio é utilizada como diaforético e diurético. Os medicamentos diuréticos aumentam a excreção de fluidos corporais sob a forma de urina.

Cálculo

A 20°C, a densidade do ácido acético glacial é de 1,047 gm/ml.

Assim, 453 g de ácido acético glacial são 453/1,047 ml = 432,66 ml.

Procedimento:

Misturar ácido acético glacial com 350 ml de água purificada num recipiente grande e aberto (por exemplo, um almofariz) e bicarbonato de amónio em pequenas quantidades de cada vez até este se dissolver. Em seguida, misturar uma quantidade suficiente de solução de amoníaco forte até que uma gota da solução resultante, diluída em 10 gotas de água purificada, dê uma coloração azul completa com uma gota de solução de azul de bromotimol e uma coloração amarela completa com uma gota de solução de azul de timol. De seguida, adicionar uma quantidade suficiente de água purificada para perfazer o volume necessário.

EXERCÍCIO 5

Preparação de Cresol com Solução de Sabão I. P (Lysol)

Fórmula:

Cresol	500	ml
Óleo vegetal	180	gm
Hidróxido de potássio	42	gm
Água Purificada, q. s.para1000		ml

Princípio:

A solução de cresol com sabão é uma preparação em que o sabão é incorporado para conferir propriedades detergentes, melhorar a miscibilidade mútua do cresol e da água, reduzindo a temperatura crítica da solução do sistema cresol-água, manter a ação germicida do cresol e melhorar a estabilidade do cresol. As micelas formadas contêm radicais linoleílicos que solubilizam o cresol, dando origem a uma solução límpida. Na preparação da solução de cresol saponificado, o farmacêutico deve ter conhecimento de outros ingredientes de substituição possíveis, caso os componentes principais não estejam disponíveis. O hidróxido de potássio pode ser substituído por hidróxido de sódio. A saponificação pode ser facilitada pela adição de uma pequena quantidade de álcool à mistura de óleo e hidróxido de potássio antes do aquecimento. O álcool pode ser substituído por ácido oleico, caso em que o óleo deve ser aquecido a 85 °C antes da adição do hidróxido alcalino e a mistura deve ser aquecida, se necessário, para completar a saponificação .

A solução Lysol é um composto fenólico utilizado como desinfetante. Não é adequado para utilização em seres humanos. Trata-se de um desinfetante geral para uso doméstico ou hospitalar, como a desinfeção de pavimentos, casas de banho, lavatórios, resíduos orgânicos como a expetoração, as fezes, a urina, etc. Actua por rutura das membranas celulares e desnaturação das proteínas e enzimas da célula. É eficaz contra bactérias gram-positivas e gram-negativas vegetativas, micobactérias e vírus.

Se ingerido, provoca corrosão, dor, náuseas, vómitos, suores, diarreia, depressão do SNC, insuficiência circulatória e respiratória, edema pulmonar, lesões do miocárdio e disfunção hepática e renal. Em caso de ingestão, a lavagem gástrica deve ser efectuada com água e azeite (ou qualquer outro óleo vegetal) adicionado à água para retardar a absorção. Pode ser utilizado carvão ativado. Se derramado sobre a pele - remover a roupa contaminada, limpar o excesso de Lysol e lavar a pele com grandes quantidades de água e depois com um óleo vegetal.

A solução é melhor armazenada num recipiente de aço inoxidável hermético, protegido da luz. Não deve ser armazenada num recipiente revestido de chumbo, nem medida num recipiente de chumbo ou conduzida por tubos de chumbo, uma vez que o cresol dissolve a película de óxido de carbonato formada no chumbo.

Procedimento:

Dissolver o hidróxido de potássio em 1/4 th de quantidade de água purificada. Adicionar óleo vegetal (por exemplo, óleo de linhaça) à solução de hidróxido de potássio. Aquecer a mistura num banho de água até que uma pequena porção do sabão se dissolva em água purificada para formar uma solução clara (teste de saponificação). Adicionar o cresol ao sabão e agitar até ficar límpido. Por fim, adicionar uma quantidade de água suficiente para perfazer 1000 ml. Transferir para um recipiente de aço inoxidável limpo e fechar bem.

EXERCÍCIO 6

Preparação da solução cirúrgica de soda clorada I. P. (solução de Dakin)

Fórmula:

As quantidades dos ingredientes dependem do cloro disponível na cal clorada.

A fórmula baseada em 30 % m/v de cloro disponível na cal clorada é a seguinte

Ácido bórico 4.0gm

Cal clorada 18,8 gm

Carbonato de sódio 37,6 gm

Água Purificada 100.0 gm

Princípio:

A preparação da Solução de Dakin implica a determinação da proporção de cloro disponível na amostra de cal clorada (pó descolorante) a utilizar na formulação. As quantidades necessárias de cal clorada, carbonato de sódio e ácido bórico são calculadas em conformidade. A cal clorada (clorohipoclorito de cálcio) decompõe-se na presença de água. O hipoclorito de cálcio e o cloreto de cálcio resultantes reagem com o carbonato de sódio e a mistura é passada através de um papel de filtro branqueado. O papel de filtro branqueado evita a perda de cloro e a mudança de cor do filtrado, assegurando a estabilidade do filtrado. O hipoclorito de sódio presente no filtrado hidrolisa-se numa base forte e num ácido fraco. O hidróxido de cálcio disponível na cal clorada também reage com o carbonato de sódio para formar uma base forte. Por conseguinte, a solução filtrada torna-se muito alcalina e demasiado cáustica para o tratamento de feridas. O ácido bórico é adicionado para neutralizar praticamente o hidróxido de sódio. O borato de sódio formado tampona o pH da solução em cerca de 9,5. A solução de hipoclorito de sódio é mais estável a este pH alcalino, tornando a preparação mais irritante para os tecidos. Mantém a sua potência durante 3 a 4 semanas quando armazenada num recipiente bem cheio, bem fechado e resistente à luz, num local fresco.

Reacções químicas

$2Ca(OCl)Cl = Ca(OCl)_2 + CaCl_2$

$Ca(OCl)_2 + Na_2CO_3 = 2NaOCl + CaCO_3$

$CaCl_2 + Na_2CO_3 = 2NaCl + CaCO_3$

$Ca(OH)_2 + Na_2CO_3 = 2NaOH + CaCO_3$

$NaOCl + H_2O = NaOH + HOCl$

$2NaOH + 4H_3BO_3 = Na_2B_4O_7 + 7H_2O$

A Solução de Dakin é utilizada por irrigação contínua para limpeza e desodorização de feridas infectadas, mas deve ser renovada de duas em duas horas. Também é aplicada como loção ou penso húmido em feridas superficiais. Tem um carácter bactericida.

Procedimento:

Dissolver o carbonato de sódio em água purificada. Adicionar a solução de carbonato de sódio, com trituração constante, à cal clorada previamente pulverizada. Transferir a mistura para um frasco e agitar intermitentemente durante 20 minutos, deixar repousar durante 10 minutos e decantar através de um papel de filtro branqueado. Dissolver o ácido bórico no filtrado. Transferir para um recipiente de vidro limpo de cor âmbar e fechar bem.

EXERCÍCIO 7

Preparação da solução de subacetato de alumínio

Formulação:

Sulfato de alumínio	160 g
Ácido acético	160 ml
Carbonato de cálcio precipitado	Carbonato de cálcio 70 g
Água Purificada, q. s. para fazer	1000 ml

Princípio:

A solução de subacetato de alumínio é utilizada externamente como antissético e adstringente, diluída com 20 a 40 partes de água como penso húmido. Pode ser utilizada para preparar uma solução de acetato de alumínio. É conhecida como Liquor Alumini Subacetatis.

Preparação:

Dissolver o sulfato de alumínio em 600 ml de água fria, filtrar e, em seguida, adicionar gradualmente o carbonato de cálcio precipitado em porções, com agitação constante. Adicionar ácido acético, misturar e reservar a mistura durante 24 horas. Filtrar através de um funil de Buchner com a ajuda de vácuo, se necessário, devolvendo a primeira porção do filtrado ao funil. Lavar o magma sobre o filtro com água fria até a solução atingir 1000 ml.

EXERCÍCIO 8

Objetivo:

Preparação da solução de acetato de alumínio

Formulação:

Solução de subacetato de alumínio 545 ml

Ácido acético glacial 15 ml

Água purificada, q. s. para fazer 1000 ml

Princípio:

A solução de acetato de alumínio é também conhecida como "Liquor Alumini Acetatis", "Liquor Burowii" ou "Burow's Solution". É um líquido límpido e incolor com um ligeiro odor acetoso e um sabor adocicado e adstringente. O uso comum da Solução de Acetato de Alumínio é anti-sético. Diluindo-a com cerca de 10 a 40 partes de água, pode ser utilizada como penso, adstringente ou para lavar a boca e gargarejar. Em uso veterinário, a diluição com 5 a 10 partes de água pode ser eficaz como adstringente e anti-sético em queimaduras e várias formas de dermatite.

Preparação:

Misturar as duas soluções e adicionar uma quantidade suficiente de água purificada para perfazer 1000 ml.

Formulação alternativa:

Sulfato de alumínio 87 g

Acetato de chumbo 150 g

Água Purificada, q. s. para fazer 1000 ml

Preparação:

Dissolver separadamente o acetato de chumbo e o sulfato de alumínio em 525 ml de água purificada. Em seguida, deitar a solução de acetato de chumbo em jato fino, com agitação constante, na solução de sulfato de alumínio. Deixar repousar num local frio a cerca de 10 °C durante 24 horas. Retirar com um sifão 1000 ml do líquido límpido. Se necessário, transferir o magma para um filtro e verter através do magma água suficiente para obter 1000 ml de solução.

EXERCÍCIO 9

Preparação da solução anticoagulante de citrato ácido e dextrose

Formulação:

Ácido cítrico	7.30 g
Citrato de sódio (di-hidratado)	22.00 g
Dextrose (Monohidrato)	24.50 g

Água para Injectáveis, q. s. para perfazer 1000.00 ml

Princípio:

A solução anticoagulante de Citrato Ácido Dextrose é conhecida como Liquor Acidi Citratis Dextrosi Anticoagulans ou Solução ACD. É utilizada para prevenir a coagulação do sangue e a crenação ou inchaço das células. A solução estéril é utilizada para a preparação de sangue para fracionamento, para sangue de banco, para transfusão e para a preparação de plasma humano citratado.

Preparação:

Dissolver os ingredientes, filtrar até ficarem transparentes, colocar num recipiente adequado e esterilizar.

EXERCÍCIO 10

Preparação da solução de hidróxido de cálcio

Formulação:

Hidróxido de cálcio 5 g

Água Purificada 1000 ml

Princípio:

A Solução de Hidróxido de Cálcio é utilizada topicamente como protetor em vários tipos de loção. A USP esclarece-o como um adstringente. Frequentemente incluída na dieta de bebés para assegurar uma ingestão adequada de cálcio. Outros nomes empregues são Liquor Calcii Hydroxidi, Liquor Calcis ou Aqua Calcariae.

Durante a preparação, a parte não dissolvida em excesso da mistura não é adequada para preparar quantidades adicionais de solução de hidróxido de cálcio. A água de cal exposta ao ar é rapidamente convertida em carbonato insolúvel.

$Ca(OH)_2 + co_2 \rightarrow CaCO3 + H2O$

A razão para manter a água de cal sobre o hidróxido de cálcio não dissolvido é garantir uma solução saturada. O hidróxido de cálcio é pouco solúvel em água e menos solúvel em água quente do que em água fria. Quando aquecido, dá-se uma deposição de hidróxido de cálcio que se redissolve com o arrefecimento.

Preparação:

Agitar vigorosa e repetidamente durante 1 hora o hidróxido de cálcio na água purificada arrefecida. Deixar assentar o excesso de hidróxido de cálcio e dispensar apenas o líquido sobrenadante límpido.

EXERCÍCIO 11

Preparação de uma solução forte de subacetato de chumbo I. P.

Formulação:

Acetato de chumbo 250 gm

Monóxido de chumbo 175 gm

Purifica água até 1000 ml

Princípio:

O Subacetato de chumbo é formado pela interação do acetato de chumbo e do monóxido de chumbo em água purificada. A solução deve ser preparada e armazenada sem exposição excessiva ao ar para evitar a absorção de CO_2 e a precipitação de Carbonato de Chumbo ($PbCO_3$) com consequente perda de força. É

Reaction: $(CH_3COO)_2Pb + PbO + H_2O \longrightarrow (CH_3COO)_2Pb,(OH)_2Pb$

Lead acetate Lead monoxide Lead Subacetate

utilizado como adstringente e anti-sético.

Preparação:

Dissolver o acetato de chumbo em água purificada num recipiente fechado. Adicionar monóxido de chumbo à solução de acetato de chumbo, agitar ocasionalmente e manter em repouso durante 48 horas. Filtrar através de papel de filtro para uma proveta graduada e completar o volume com água purificada através de papel de filtro. Transferir para um recipiente hermético bem fechado e rotulado.

SUSPENSÕES

Teoria

As suspensões farmacêuticas são a dispersão coloidal de fármacos sólidos insolúveis num líquido. A dimensão das partículas do sólido disperso pode ser muito pequena (10^{-6} - 10^{-3} mm, suspensão fina) ou grande (10^{-3} mm, suspensão grosseira). A suspensão pode ser parentérica, externa ou para administração oral. Geralmente, a água é utilizada como veículo. O óleo é utilizado como veículo para suspensões parentéricas (preparações de depósito).

As boas suspensões permitem retirar a dose correta do recipiente devido ao facto de os medicamentos permanecerem em suspensão durante tempo suficiente. As suspensões floculadas produzem grandes sedimentos de aspeto elegante e fáceis de redispersar, mas uma floculação excessiva afecta a capacidade de escoamento da suspensão. As suspensões defloculadas produzem sedimentos muito compactados (bolo) que são difíceis de redispersar. As partículas dispersas de tamanho uniforme têm um aspeto elegante. A presença de partículas grandes estraga o aspeto e o sabor da suspensão oral e torna os produtos externos irritantes para a pele ou outros tecidos sensíveis.

A estabilidade física da suspensão é melhorada através da incorporação de agentes molhantes e agentes de suspensão no veículo. Os agentes molhantes aumentam a afinidade das partículas com o meio circundante e tornam-nas facilmente dispersas pelo veículo. Os agentes de suspensão melhoram a viscosidade do veículo, abrandando assim a taxa de sedimentação.

As suspensões são acondicionadas num recipiente de boca estreita ou larga, consoante a sua viscosidade. Deve haver espaço suficiente acima do líquido no recipiente para permitir a agitação e a facilidade de verter.

A estabilidade física do sistema disperso é afetada negativamente por extremos e variações de temperatura. A recomendação "Conservar em local fresco" é adequada, desde que seja esclarecido ao utilizador que tal não significa refrigeração. O congelamento e as temperaturas muito baixas podem provocar a agregação das partículas em suspensão.

EXERCÍCIO 1

Preparação da Loção de Calamina I. P.

Fórmula:

Calamina	150,0 gm
Óxido de zinco	50.0 gm
Bentonite	30.0 gm
Citrato de Sódio	5.0 gm
Fenol liquefeito	5,0 ml
Glicerina	50,0 ml

Água de rosas, q. s. para1000.0 ml

Princípio:

As loções são preparações líquidas destinadas a serem aplicadas na pele sem fricção. A loção de calamina é utilizada como adstringente, anti-sético e anti-pruriginoso para tratar queimaduras solares, erupções cutâneas e picadas de insectos. A calamina é composta por óxido de zinco (ZnO) ou carbonato de zinco ($ZnCO_3$) misturado com vestígios de óxido férrico (Fe_2O_3, 0,5%) que conferem à calamina uma cor rosada. A calamina e o óxido de zinco são sólidos indiferenciáveis. A bentonite é um silicato de alumínio coloidal hidratado e actua como agente de suspensão. O citrato de sódio provoca a defloculação parcial da calamina e transforma a bentonite de um gel num sólido. Na sua ausência, a suspensão é muito mais espessa e muito difícil de verter do frasco. Também quelata o ferro; caso contrário, o ferro livre pode alterar a cor da suspensão.

preparação por reação com fenol. O fenol actua como antissético e conservante. A glicerina actua como um humectante, mantendo a pele húmida, e tem um efeito calmante sobre a pele. O óxido de zinco tem uma ação adstringente, protetora e anti-séptica ligeira. A água de rosas é utilizada como veículo e agente aromatizante. A preparação é armazenada num recipiente de cor âmbar bem fechado, em local fresco, uma vez que o óxido de zinco se converte gradualmente em carbonato de zinco devido ao dióxido de carbono (CO_2) atmosférico.

Adstringente, qualquer um de um grupo de substâncias que provocam a contração ou retração dos tecidos e que secam as secreções. Os adstringentes são geralmente classificados em três grupos, de acordo com o seu modo de ação: (1) os que diminuem a irrigação sanguínea através do estreitamento dos pequenos vasos sanguíneos (por exemplo, epinefrina e cocaína), (2) os que abstraem a água do tecido (por exemplo, glicerol e álcool) e (3) os que coagulam as camadas superficiais do tecido formando uma crosta (por exemplo, adstringentes metálicos, como a calamina ou o alúmen). Utilizados em medicina para reduzir o inchaço das membranas mucosas resultante de inflamações das vias nasais, gastrointestinais e urinárias, os adstringentes são também frequentemente utilizados para secar secreções excessivas e (neste contexto, são frequentemente designados por estípticos) para estancar hemorragias. Os adstringentes aplicados externamente, que provocam uma ligeira coagulação das proteínas da pele, secam, endurecem e protegem a pele. As pessoas com acne são frequentemente aconselhadas a utilizar adstringentes se tiverem pele oleosa. As soluções adstringentes suaves são utilizadas no alívio de irritações cutâneas menores, como as resultantes de cortes superficiais, alergias, picadas de insectos ou infecções fúngicas, como o pé de atleta. Os medicamentos antipruriginosos são utilizados principalmente para aliviar os problemas que afectam a pele. Estes medicamentos são prescritos para combater a comichão, a secura, a urticária, a inflamação da pele, a alergia e as infestações cutâneas (devido à exposição a irritantes e produtos químicos tóxicos). Em caso de comichão intensa e sensação de ardor, a maioria das pessoas sente-se frequentemente compelida a coçar-se vigorosamente. Mas isso pode levar a inflamação, dor e vermelhidão. Estes problemas são tratados eficazmente com medicamentos antipruriginosos.

Procedimento:

Triturar a calamina, o óxido de zinco e a bentonite com uma solução de citrato de sódio em cerca de 700 ml de água de rosas. Adicionar fenol liquefeito, glicerina e água de rosas suficiente para perfazer o volume de 1000 ml. Transferir para um recipiente de vidro limpo de cor âmbar e fechar bem.

EXERCÍCIO 2

Preparação da mistura de hidróxido de magnésio B.P. (leite de magnésia, creme de magnésia).

Fórmula:

Sulfato de Magnésio	47,5 gm
Hidróxido de sódio	15.0gm
Óxido de magnésio leve	52.5gm
Clorofórmio	2.5ml

Água purificada, acabada de ferver e arrefecida Suficiente para produzir 1000 ml

Princípio:

A Mistura de hidróxido de magnésio é uma suspensão oral aquosa de óxido de magnésio hidratado. Pode ser preparada a partir de um grau adequado de óxido de magnésio leve. O teor de óxido de magnésio hidratado, calculado como $Mg(OH)_2$ é de 7,45 a 8,35% w/w. Pode ser preparado por dois métodos:

a. Precipitação e hidratação: Os produtos obtidos por hidratação do óxido de magnésio tornam-se muito viscosos e pouco favoráveis à conservação, enquanto os produtos obtidos apenas por precipitação sedimentam rapidamente, mas permanecem fluidos. As misturas preparadas por precipitação e hidratação não são excessivamente espessas e não se separam rapidamente. O método implica duas reacções:

$$MgSO_4 + 2NaOH = Mg(OH)_2 \downarrow + Na_2SO_4$$

$$MgO + H_2O = Mg(OH)_2 \downarrow$$

b. Apenas hidratação: Industrialmente, o Leite de Magnésia é fabricado apenas por hidratação do óxido de magnésio. Deste modo, elimina-se a fase de lavagem e obtém-se um produto totalmente isento de sulfatos. O produto não é excessivamente viscoso com um grau especial de óxido de magnésio leve.

O pH da mistura de hidróxido de magnésio é de cerca de 10 e ataca o recipiente de vidro de cal sodada. A preparação U.S.P. contém 0,1% de ácido cítrico para minimizar este efeito. Melhora o sabor das misturas com sabor alcalino preparadas apenas por hidratação. O produto torna-se ligeiramente salgado no sabor preparado por precipitação e hidratação.

O leite de magnésia não deve ser armazenado num local frio porque as baixas temperaturas provocam a agregação das partículas e conferem à preparação um aspeto granulado.

É utilizado para aliviar a indigestão, azia, gases e aliviar a obstipação ocasional. O hidróxido de magnésio tem duas acções principais no intestino. Tem uma ação antiácida e, em doses mais elevadas, uma ação laxante. O hidróxido de magnésio liga-se ao excesso de ácido produzido pelo estômago. Isto neutraliza o ácido e diminui a acidez do conteúdo do estômago, aliviando assim a indigestão, azia e gases. O hidróxido de magnésio é frequentemente encontrado em remédios para a indigestão.

O hidróxido de magnésio também pode ser utilizado a curto prazo para o tratamento da obstipação. Funciona fazendo com que a água seja atraída para a parte inferior do intestino. Isto aumenta o teor de água e o volume das fezes, tornando-as mais macias e fáceis de defecar. Para o alívio da obstipação, o medicamento deve ser tomado ao deitar com um copo de água.

Procedimento:

Dissolver o Hidróxido de Sódio em 150 ml de Água Purificada, adicionar o Óxido de Magnésio Leve, misturar até formar um creme liso e depois adicionar Água Purificada suficiente para produzir

2500 ml. Verter esta suspensão, numa corrente fina, numa solução de sulfato de magnésio em 2500 ml de água purificada, agitando continuamente durante a mistura. Deixar o precipitado diminuir, retirar o líquido límpido, transferir o resíduo para um coador de chita, deixar escorrer e lavar o precipitado com água purificada até que as lavagens apresentem apenas uma ligeira reação para os sulfatos. Misturar o precipitado lavado com água purificada, dissolver o clorofórmio na mistura e adicionar água purificada suficiente para obter 1000 ml.

Teste do sulfato: Dissolver 2,5 ml em 20 ml de ácido clorídrico e diluir a 500 ml com água. 15 ml da solução, filtrada se necessário, satisfazem o teste limite para sulfatos.

Dissolver 45 mg da substância a examinar em 5 ml de água; adicionar 1 ml de ácido clorídrico 2 M e 1 ml de solução de cloreto de bário. Obtém-se um precipitado branco.

EXERCÍCIO 3

Preparação do gel de hidróxido de alumínio B.P. (mistura de hidróxido de alumínio).

Fórmula:

Sulfato de alumínio 13,40 gm

Carbonato de sódio 12,50 gm

Benzoato de Sódio 0.5 %

Óleo de Mentha 0.4 %

Glicerina 5.0 %

Água purificada, q. s. para 100 ml

Princípio:

De acordo com B. P., o gel de hidróxido de alumínio é uma suspensão aquosa de óxido de alumínio hidratado juntamente com quantidades variáveis de carbonato de alumínio básico. Pode ser preparado por precipitação a partir de uma solução de sulfato de alumínio por meio de carbonato de sódio. Contém no mínimo 3,5 % (m/m) e no máximo 4,4 % (m/m) de óxido de alumínio. O benzoato de sódio é utilizado como conservante e o óleo de menta como agente aromatizante. Trata-se de uma suspensão viscosa branca. Pode apresentar propriedades tixotrópicas.

$Al_2(SO_4)_3 + 3Na_2CO_3 = Al_2(CO_3)_3 + 3Na_2SO_4$

$Al_2(CO_3)_3 + 6H_2O = 2Al(OH)_3 + 3H_2CO_3$

$2Al(OH)_3 = Al_2O_3 + 3H_2O$

$H_2CO_3 = H_2O + CO_2$

Cálculo

O peso molecular do sulfato de alumínio [$Al_2(SO_4)_3$] é 342 gm

A massa molecular do carbonato de sódio (Na_2CO_3) é 318 gm

A massa molecular do óxido de alumínio (Al_2O_3) é 102 gm

Como 102 gm de Al_2O_3 obtido a partir de 342 gm de $Al_2(SO_4)_3$

Assim, 4 g de Al_2O_3 obtidos a partir de $(342 \times 4)/102$ g = 13,40 g de $Al_2(SO_4)_3$

Novamente, 102 gm de Al_2O_3 obtidos a partir de 318 gm de Na_2CO_3

Assim, 4 gm de Al_2O_3 são obtidos a partir de $(318 \times 4)/102 = 12{,}50$ gm

EMULSÕES

Teoria

Uma emulsão é uma forma de dosagem líquida bifásica em que uma fase imiscível é finamente subdividida (fase dispersa) e dispersa na outra (fase contínua) e o sistema é estabilizado pela presença de um agente emulsionante. O diâmetro das partículas da fase dispersa é geralmente alargado de 0,1 a 10,0 μm. A emulsão pode ser óleo em água (o/w), em que a água é contínua à volta dos glóbulos de óleo e água em óleo (w/o), em que a água está dispersa no óleo. As emulsões podem ser líquidas ou semi-sólidas. As emulsões líquidas são utilizadas por via oral, parentérica ou externa. A fase contínua aquosa da emulsão o/w pode ser agradavelmente aromatizada, o que aumenta a palatabilidade dos óleos, disfarçando o sabor e a oleosidade dos óleos medicinais (por exemplo, óleo de fígado de bacalhau). Pensa-se que a subdivisão fina aumenta a taxa e a extensão da absorção e melhora a biodisponibilidade dos óleos medicinais e dos fármacos solúveis em óleo. A nutrição parentérica total sob a forma de emulsão o/w pode ser administrada por via intravenosa a doentes incapazes de ingerir alimentos de forma normal.

As emulsões externas (aplicações, loções, linimentos e cremes) podem ser de tipo o/w ou w/o. O tipo o/w é superior ao tipo w/o de emulsão externa. São facilmente laváveis e misturam-se com os exsudados aquosos das feridas e lesões. A evaporação da fase aquosa contínua provoca arrefecimento. Por outro lado, a emulsão sem óleo é facilmente espalhada e aplicada na pele seca para evitar a desidratação e actua como emoliente.

Nas emulsões múltiplas, a emulsão comum (o/w ou w/o) permanece dispersa numa fase contínua de óleo ou água. São utilizados agentes emulsionantes lipofílicos e hidrofílicos para estabilizar o sistema. Pode ser do tipo o/o/w ou o/w/o. O fármaco aprisionado na fase interna da emulsão múltipla liberta-se lentamente durante um período de tempo prolongado e o sistema pode ser utilizado para sistemas de libertação sustentada de fármacos.

EXERCÍCIO 1

Preparação de Turpentine Liniment B.P.

Fórmula:

Sabonete suave	75 gm
Cânfora	50 gm
Óleo de terebintina	650 ml
Água Purificada	225 ml

Princípio:

A fórmula não produzirá 1000 ml de linimento porque as quantidades de sabão e cânfora são em peso e estes dois ingredientes dissolver-se-ão na água e no óleo, respetivamente. É necessário fazer um excesso para garantir que o volume prescrito possa ser fornecido. Uma quantidade conveniente é 20% mais do que os valores oficiais. Deste modo, obtêm-se quantidades pesáveis que são convenientes para o controlo. Embora este volume seja um pouco excessivo, o linimento é estável e o excesso pode ser guardado para utilização futura. A agitação de uma emulsão de sabão produz muita espuma; a passagem através de musselina ajuda a dispersá-la. No entanto, antes do ajuste final ao volume, é essencial deixar a preparação durante uma ou duas horas para que o resto do ar se separe. Caso contrário, o volume pode apresentar um défice de mais de 20% quando todo o ar tiver saído.

O sabão mole é utilizado como agente emulsionante para emulsionar o óleo de terebintina na fórmula. É um sabão de potássio preparado a partir do azeite e é constituído principalmente por oleato de potássio. Pode ser preparado por aquecimento do azeite com hidróxido de potássio e água. O sabão não pode ser precipitado pela adição de sal comum, uma vez que este reagiria para formar sabão de sódio; por conseguinte, a mistura é deixada arrefecer e o produto contém a glicerina formada durante a saponificação. O sabão mole apresenta-se como uma substância quase inodora, untuosa, de cor variável entre o branco-amarelado ou castanho-amarelado e o

verde. A tonalidade do sabão mole depende do azeite utilizado no seu fabrico. O seu teor de ácidos gordos não é inferior a 44,0%.
A cânfora é facilmente absorvida pela pele, produzindo uma sensação de frescura ou de calor, e actua como um anestésico local ligeiro e uma substância antimicrobiana. A cânfora é um sólido ceroso, inflamável, branco ou transparente, com um forte odor aromático. Trata-se de um terpenóide com a fórmula química $C_{10}H_{16}O$. Encontra-se na madeira do louro-cânfora (Cinnamomum camphora), uma árvore de folha perene de grande porte presente na Ásia (nomeadamente em Sumatra, Indonésia e Bornéu).
O óleo de terebintina é produzido a partir da resina dos pinheiros. O óleo de terebintina é aplicado na pele para dores nas articulações, dores musculares, dores nos nervos e dores de dentes. Quando usado na pele, o óleo de terebintina pode causar calor e vermelhidão que podem ajudar a aliviar a dor no tecido subjacente. O óleo de terebintina é POSSIVELMENTE SEGURO quando os adultos o utilizam na pele ou o inalam de forma adequada. Quando utilizado na pele, pode causar irritação cutânea. O óleo de terebintina é INSEGURO quando tomado por via oral ou utilizado numa grande área da pele. O óleo de terebintina, quando tomado por via oral, pode causar efeitos secundários graves, incluindo dores de cabeça, insónias, tosse, hemorragias nos pulmões, vómitos, lesões renais, lesões cerebrais, coma e morte.
Procedimento:
Triturar a cânfora num almofariz e num pilão. Juntar o sabão mole e misturar bem. Adicionar óleo de terebintina em pequenas quantidades, misturando bem após cada adição para formar uma suspensão homogénea. Transferir a suspensão para um copo. Colocar toda a água numa garrafa calibrada cerca de 50% maior do que o volume final do produto. Adicionar a suspensão oleosa em pequenas quantidades
quantidades, agitando vigorosamente após cada adição. Perfazer quase o volume e passar por um coador de musselina. Por fim, transferir suavemente para um recipiente de tamanho adequado.

EXERCÍCIO 2

Preparação do Benzoato de Benzilo Aplicação B.P.

Fórmula:

Benzoato de benzilo	250 g
Cera emulsionante	20 g
Água purificada, acabada de ferver e arrefecida	Suficiente para produzir 1000 ml

Princípio:

Benzoato de Benzilo Aplicação é uma emulsão cutânea. Contém 25% p/v de Benzoato de Benzilo numa base emulsionada de óleo em água adequada. Nesta preparação, o benzoato de benzilo é emulsionado com 2% de cera emulsionante B.P. O produto fica espesso durante algum tempo após a preparação e deve ser acondicionado num frasco de boca larga com canelura âmbar para facilitar a sua remoção .

A cera emulsionante é um ingrediente emulsionante para cosméticos. É um sólido ceroso branco com um baixo odor a álcool gordo. É criada quando um material de cera (quer uma cera vegetal de algum tipo ou uma cera à base de petróleo) é tratado com um detergente (tipicamente dodecil sulfato de sódio ou polissorbatos) para fazer com que o óleo e a água se unam numa emulsão suave. Os ingredientes da Cera Emulsionante NF são: Álcool Cetostearílico, Polissorbato 60, Estearato PEG-150 e Esteareth-20. Tem as caraterísticas do álcool cetílico combinadas com o efeito de aumento da viscosidade do álcool estearílico como um espessante eficaz e ajuda a formar emulsões estáveis.

Preparação:

Formulação de cera emulsionante I. P.

Álcool cetosterílico	900 gm
Lauril Sulfato de Sódio	100 gm
Água purificada	40 ml

Derreter o álcool cetosterílico a ~95°C. Adicionar lauril sulfato de sódio e misturar. Adicionar água purificada e continuar a aquecer até 115°C com agitação até cessar a formação de espuma e o produto se tornar translúcido. Arrefecer rapidamente e recolher a cera.

Derreter a cera emulsionante (ponto de fusão cerca de 52°C) num copo; aquecer o benzoato de benzilo num prato de evaporação, adicionar à cera emulsionante derretida e misturar bem. Deixar a mistura arrefecer até cerca de 60 °C. Verter a mistura oleosa em água purificada quente suficiente num frasco quente para produzir 1000 ml e agitar bem até arrefecer.

O frasco não deve ser colocado sobre uma superfície fria durante a agitação ou nos intervalos entre agitações, pois isso pode provocar a separação da cera.

EXERCÍCIO 3

Preparação do Linimento de Calamina

Formulação:

Calamina 4 gm

Óxido de zinco 4 gm

Óleo de algodão 50 ml

Solução de hidróxido de cálcio 50 ml

Princípio:

Nesta preparação, permite-se que a solução de hidróxido de cálcio reaja in situ com óleo de semente de algodão que contém algum ácido oleico livre, formando oleato de cálcio. O oleato de cálcio promove então a formação de uma emulsão w/o. No óleo de semente de algodão, a maior parte do ácido oleico está presente em ligações de éster à glicerina para formar "triglicéridos", mas há sempre algum éster que é hidrolisado para produzir ácido oleico livre e glicerina. No entanto, se a quantidade de ácido livre for inadequada para produzir oleato de cálcio suficiente, então o processo de emulsificação pode não ser bem sucedido. Nestes casos, o problema pode ser resolvido adicionando algumas gotas de ácido oleico ao óleo. A relação óleo:água de cal deve ser de cerca de 50:50 em óleo vegetal:água de cal para que a emulsão seja bem sucedida. Se não houver pós na fórmula, uma emulsão bem sucedida de óleo e água de cal pode ser preparada simplesmente agitando vigorosamente volumes iguais de óleo e água de cal numa garrafa.

Preparação:

1. Colocar o óxido de zinco e a calamina num almofariz e adicionar o óleo gradualmente, por trituração, até obter uma suspensão homogénea.
2. Adicionar gradualmente a solução de hidróxido de cálcio por trituração até à formação de uma emulsão.
3. Transferir a emulsão para um frasco e rotular

PINTURA

Teoria

As pomadas são preparações semi-sólidas destinadas a aplicação externa na pele ou nas mucosas. O medicamento pode estar dissolvido, suspenso ou emulsionado numa base de pomada. Podem conter um conservante. A base da pomada pode ser (a) oleaginosa (por exemplo, óleos vegetais, gorduras animais, ceras, parafina mole, parafina dura, parafina líquida, etc.), (b) de absorção (por exemplo, gordura de lã, lanolina, álcool de lã, cera de abelha, etc.), (c) emulsão (por exemplo, pomada emulsionante B.P., Cetrimide Emulsifying Ointment B.P.), d) Solúvel em água (por exemplo, polietilenoglicóis (PEG) também designados por Carbowax). Uma pomada bem fabricada é - a) Uniforme em toda a sua extensão, ou seja, não contém grumos de ingredientes separados de elevado ponto de fusão da base, não há tendência para os constituintes líquidos se separarem e os pós insolúveis estão uniformemente dispersos. (b) Sem grumos, ou seja, os pós insolúveis estão finamente subdivididos e não existem grandes aglomerados de partículas.

EXERCÍCIO 1

Preparação da pomada de iodo

Fórmula:

Iodo	4 g
Iodeto de potássio	4 g
Gordura de lã	4 g
Parafina mole amarela	76 g
Água	12 g

Princípio:

O iodo é pouco solúvel em água pura. Por isso, prepara-se uma solução concentrada de iodeto de potássio (KI) e dissolve-se nela o iodo. O iodo forma complexos solúveis por reação com o KI ($KI.I_2$, $KI.2I_2$, $KI.3I_2$, etc.). Estas soluções podem ser incorporadas em bases de pomadas de absorção. A elevada percentagem de gordura de lã (55%) favorece a absorção do volume bastante elevado (mais de 10%) de solução aquosa. Nestas preparações para o homem, o glicerol, que também dissolve os complexos iodo-iodeto de potássio, é por vezes utilizado em vez da água, uma vez que a gordura de lã se evapora em caso de armazenamento descuidado ou prolongado, provocando a separação de cristais de iodo irritantes.

Preparação:

(i) Dissolver o iodeto de potássio em água. Dissolver o iodo na solução de iodeto de potássio.

(ii) Derreter a gordura de lã e a parafina mole amarela num copo em banho-maria, arrefecido a cerca de 40°C.

(iii) Adicionar a solução de iodo à fase oleosa em pequenos volumes, agitando após cada adição até a absorção estar completa. Agitar até arrefecer e guardar num frasco de vidro.

EXERCÍCIO 2

Preparação da pomada de iodo sem coloração B.P.C.

Formulação:

Iodo	5 g
Óleo de Arachis	15 g
Parafina mole amarela q. s. a 100 g	

Princípio:

As gorduras e os óleos obtidos de fontes animais ou vegetais contêm frequentemente ácidos gordos insaturados ou os seus ésteres. O iodo combina-se com ligações duplas, pelo que o iodo livre não está disponível.

e.g. $CH_3(CH_2)_7CH = CH(CH_2)_7COOH + I_2 \longrightarrow CH_3(CH_2)_7CH.I - CH.I(CH_2)_7COOH$

Oleic acid Di-iodostearic acid

Uma vez que o iodo livre não está disponível, estas pomadas são escuras, de cor preta esverdeada. Não deixa manchas quando esfregado na pele.

Procedimento:

(i) Num almofariz de vidro, pulverizar finamente o iodo e agitar com o óleo de Arachis num erlenmeyer com rolha de vidro à temperatura ambiente até à dissolução. A temperatura da solução é aumentada para 50 °C num banho-maria controlado por termóstato, com agitação até a cor castanha mudar para preto esverdeado e não manchar o ladrilho de parafina branca com uma gota do óleo iodado.

(ii) Quantidade suficiente de parafina mole amarela, aquecida a 40°C, verter o óleo iodado na parafina mole derretida e misturar bem até ficar homogéneo. Não deve ser aplicado mais calor, uma vez que tal provoca a deposição de uma substância resinosa. Deitar num frasco de pomada quente, de boca larga e resistente à luz, e deixar arrefecer sem mexer. A continuação da agitação incorpora ar e torna o produto opaco.

EXERCÍCIO 3

Preparação da pomada de iodo sem coloração B.P.C. com salicilato de metilo

Formulação:

Salicilato de metilo	50 gm
Pomada de iodo sem coloração q. e. para 1000 gm	

Princípio:

Contém 5% p/v de salicilato de metilo numa base de pomada de iodo sem coloração. Conservar em local fresco e escuro, ao abrigo da luz. É utilizado como contra-irritante, analgésico e para o tratamento de dores reumáticas.

Preparação:

Colocar a quantidade necessária de pomada de iodo sem coloração previamente preparada numa placa de pomada limpa. Adicionar a quantidade necessária de salicilato de metilo e esfregar imediatamente bem com uma espátula. Transferir a pomada preparada para um recipiente de vidro de boca larga resistente à luz.

EXERCÍCIO 4

Preparação da pomada emulsionante BP

Princípio:

A pomada emulsionante é uma pomada cerosa semi-opaca, utilizada na farmácia como ingrediente na preparação de creme aquoso e creme tamponado. É uma mistura de óleos parafínicos. É um hidratante gorduroso que fornece uma camada de óleo à superfície da pele para evitar que a água se evapore da superfície da pele. A pele seca resulta da falta de água na camada exterior das células da pele, conhecida como estrato córneo. Quando esta camada está desidratada, perde a sua flexibilidade e fica com fissuras, escamas e comichão. Normalmente, a água é retida no estrato córneo por uma película superficial de sebo de óleo natural e por células cutâneas degradadas que retardam a evaporação da água da superfície da pele. A pele seca quando há demasiada água a evaporar da sua superfície. Isto aumenta à medida que envelhecemos e é agravado pela lavagem, porque a água quente e o sabão removem a camada de óleo natural na superfície da pele. A pomada emulsionante é útil para condições de pele muito seca, nomeadamente eczema e dermatite. Se utilizada regularmente, ajuda a restaurar a suavidade, a maciez e a flexibilidade da pele, ajudando-a a reter a humidade. Deve ser aplicado frequentemente para evitar que a pele seque. Pode também ser utilizado em vez de sabão durante a lavagem para evitar a secura da pele.

Fórmula:

Cera emulsionante 30%

Parafina mole branca 50%

Parafina líquida 20%

Preparação:

Derreter a cera emulsionante numa bacia de evaporação em banho-maria. Pesar a parafina mole branca sobre uma folha de papel vegetal contrabalançada e retirar a parafina para a cera emulsionante derretida na bacia com uma espátula grande, tendo o cuidado de deixar o papel praticamente limpo e misturar por fusão. Adicionar a parafina líquida, previamente aquecida à mesma temperatura noutro recipiente. Mexer bem até arrefecer. Deitar no frasco de plástico com tampa apertada. Armazenamento: Armazenar a uma temperatura inferior a 25°C com a tampa bem fechada para proteger da humidade. Não congelar.

EXERCÍCIO 5

Preparação da pomada de Whitfield

Descrição:

A pomada de Whitfield é a pomada composta de ácido benzoico, utilizada na pele como agente fungistático e queratolítico. A pomada original contém 3% de ácido salicílico e 6% de ácido benzoico em pomada emulsionante a 100%. O seu nome é uma homenagem a Arthur Whitfield (1868-1947), um dermatologista britânico. O ingrediente ácido benzoico tem propriedades antibacterianas e antifúngicas. É aplicado topicamente em infecções fúngicas da pele, como a micose e a tinea. O Ácido Salicílico tem propriedades queratolíticas e fungicidas. É aplicado topicamente no tratamento de infecções fúngicas da pele; irritação e inflamação da pele causadas por queimaduras, picadas de insectos ou eczema. É normalmente aplicado 2 vezes por dia. Os efeitos secundários comuns podem incluir calor ou uma sensação de ardor (pode durar até 5 minutos após a aplicação). A pomada não deve ser aplicada em pele gretada ou inflamada. A sua utilização deve ser interrompida se ocorrer secura excessiva ou irritação da pele.

Fórmula:

Ácido benzoico, em pó fino 6%

Ácido salicílico, em pó fino 3%

Pomada emulsionante q. s. a 100%

A pomada emulsionante, que é miscível em água, é bastante suave e não é necessário equipamento quente. Podem obter-se bons resultados num ladrilho.

Passar os medicamentos por peneiras de aço inoxidável (n.º 180). Misturar ligeiramente as quantidades necessárias sobre uma telha, levigar com um pouco de pomada emulsionante até ficar homogéneo e diluir gradualmente.

Armazenamento: Conservar em frasco de vidro à temperatura ambiente, ao abrigo da humidade e do calor.

GRÂNULOS EFERVESCENTES

Teoria

Os grânulos efervescentes são uma combinação de ácido cítrico e bicarbonato de sódio, convertendo-os em grânulos, o que proporciona um azedume retardado e duradouro e um melhor impacto do sabor. Podem ser encapsulados vários outros ácidos, como o ácido málico, o ácido tartárico, o ácido fumérico e combinações de ácidos. O controlo da libertação de activos mascarados pelo sabor, como o bicarbonato de sódio a 40% ou 50%, proporciona um bom sabor e um pH prolongado superior a 7,0 na boca para evitar problemas de cárie dentária.

Os grânulos efervescentes são sistemas de distribuição populares para muitos produtos farmacêuticos, como antiácidos, analgésicos e formulações para tosse/frio. São formas de dosagem de dissolução rápida, altamente solúveis, estáveis e cómodas. Os grânulos são adicionados a um copo de água imediatamente antes da administração e a solução ou dispersão do medicamento deve ser bebida imediatamente. Os grânulos são rapidamente dispersos pela libertação interna de dióxido de carbono na água devido à interação entre o ácido e os carbonatos ou bicarbonatos de metais alcalinos na presença de água. Devido à libertação de gás de dióxido de carbono, a dissolução do API na água, bem como o efeito de mascaramento do sabor, é aumentado. As vantagens dos grânulos efervescentes em comparação com outras formas de dosagem oral incluem uma oportunidade para o formulador melhorar o sabor, uma ação mais suave no estômago do doente e aspectos de marketing. Muitos doentes têm dificuldade em engolir comprimidos e cápsulas de gelatina dura e, por conseguinte, não cumprem a prescrição, o que resulta numa elevada incidência de incumprimento e numa terapia ineficaz. Os grânulos apresentam uma melhor capacidade de escoamento, maior estabilidade, maior humidificação e maior uniformidade no tamanho das partículas, pelo que o conteúdo do medicamento é superior ao dos pós.

EXERCÍCIO 1

Preparação de grânulos efervescentes

Formulação:

Bicarbonato de sódio 20,40 gm

Açúcar 60.00 gm

Ácido tartárico 10,80 gm

Ácido cítrico 7,20 gm

Ferro e citrato de amónio 2,15 gm

Princípio:

O bicarbonato de sódio reage com os ácidos na água para produzir dióxido de carbono. Este dióxido de carbono liberta-se muito rapidamente, produzindo efervescência.

A quantidade de ácido cítrico e tartárico é ligeiramente superior à necessária para neutralizar o bicarbonato. Este facto confere um sabor azedo agradável. O ácido tartárico é anidro. O ácido cítrico tem uma molécula de água de cristalização, equivalente a 8,75% do seu peso. O ácido cítrico perde as moléculas de água de cristalização, que permitem a interação parcial entre os ácidos e o bicarbonato e forma-se mais água. A água de cristalização do ácido cítrico e a água gerada pelas reacções tornam a mistura de pó húmida e coerente. A perda de dióxido de carbono e a evaporação da água durante a granulação reduzem o peso da massa coerente, que constitui aproximadamente um sétimo do peso inicial do pó. Esta perda é compensada com a quantidade calculada a ser preparada.

Reacções:

$C_6H_8O_7, H_2O + 3NaHCO_3 = C_6H_5Na_3O_7 + 3CO_2 + 3H_2O$

Ácido cítrico

$C_4H_6O_6 + 2NaHCO_3 = C_4H_4Na_2O_6 + 2CO_2 + 2H_2O$

Ácido tartárico

No caso de incorporação de um medicamento, é preferível aquecê-lo a 100ºC para que perca a água de cristalização, pois os grânulos efervescentes devem ser tratados a 100ºC. Caso contrário, a água libertar-se-á durante a granulação, resultando em reacções completas entre ácidos e bicarbonato e o produto final não efervescerá.

Preparação:

Pré-aquecer uma placa de evaporação de porcelana num banho de água a ferver. Misturar os ácidos e o bicarbonato em pó fino (utilizando um peneiro n.º 250) por ordem crescente de peso. Colocar a mistura na cápsula de porcelana pré-aquecida e pressionar com uma espátula de aço inoxidável até que a mistura forme uma massa húmida coerente durante um período de 5 minutos. Passar a massa húmida por um peneiro número 8 sobreposto por um peneiro número 20. Os grânulos mais finos cairão no peneiro número 20. Recolher estes grânulos e colocá-los num local quente para secar. Acondicionar os grânulos num frasco de boca larga.

A cápsula pré-aquecida assegura uma libertação rápida da água de cristalização do ácido cítrico. Se o aquecimento for retardado até que a mistura seja colocada na cápsula, a água é libertada lentamente à medida que a temperatura aumenta e perde-se por evaporação.

CREMES

Teoria

Um creme é uma preparação tópica geralmente para aplicação na pele. Os cremes são emulsões semi-sólidas de óleo e água. Dividem-se em dois tipos: os cremes óleo em água (O/W), que são compostos por pequenas gotículas de óleo dispersas numa fase contínua, e os cremes água em óleo (W/O), que são compostos por pequenas gotículas de água dispersas numa fase oleosa contínua. Os cremes óleo em água são mais confortáveis e cosmeticamente aceitáveis, uma vez que são menos gordurosos e mais facilmente lavados com água. Os cremes de água em óleo são mais difíceis de manusear, mas muitos fármacos incorporados em cremes são hidrofóbicos e serão mais facilmente libertados de um creme de água em óleo do que de um creme de óleo em água. Os cremes de água em óleo são também mais hidratantes, uma vez que proporcionam uma barreira oleosa que reduz a perda de água do estrato córneo, a camada mais externa da pele.

Os cremes podem ser utilizados para ajudar a reter a humidade (especialmente os cremes à base de água e óleo); para efeitos de limpeza e emolientes; e como veículo para substâncias medicamentosas, como anestésicos locais, anti-inflamatórios (AINE ou corticosteróides), hormonas, antibióticos, antifúngicos ou contra-irritantes.

EXERCÍCIO 1

Preparação do creme de cetrimida I.N.F.

Fórmula:

Cetrimida	0,125 gm
Álcool cetosterílico	1.250 gm
Parafina líquida	12,5 gm
Água	11,125 gm

Descrição:

A cetrimida é um detergente catiónico com propriedades anti-sépticas. Trata-se de um composto de amónio quaternário. Quimicamente, é brometo de cetil trimetil amónio. O creme contendo 0,1 a 1% de cetrimida é utilizado para o tratamento de feridas e queimaduras como creme antissético. A solução aquosa de cetrimida é utilizada como desinfetante e para o armazenamento de instrumentos cirúrgicos, seringas e agulhas esterilizados.

O álcool cetosterílico é uma mistura de álcoois alifáticos sólidos como o álcool esterílico, o álcool cetílico e o álcool miristílico. É hidrofóbico por natureza e tem pouco valor como agente emulsionante quando utilizado isoladamente. Nesta preparação, o álcool cetosterílico forma uma cera emulsionante catiónica com cetrimida hidrofílica, ou seja, uma cera emulsionante de cetrimida que forma uma emulsão do tipo O/W.

Preparação:

Derreter o álcool cetosterílico em lume brando, adicionar a parafina líquida e misturar até aquecer. Dissolver a cetrimida na água e aquecer até à mesma temperatura que a mistura de parafina líquida. Adicionar a solução de cetrimida à mistura de parafina líquida, mexendo suavemente até arrefecer. Armazenar num recipiente bem fechado, num local fresco.

EXERCÍCIO 2

Preparação do creme de calamina I.N.F.

Fórmula:

Calamina, em pó fino 1,0 gm

Óxido de zinco, em pó fino 0,75 gm

Cera emulsionante	1,5 gm
Óleo de Arachis	7,5 gm
Água	14.25gm

Descrição:

O creme de calamina é uma emulsão do tipo O/W. A cera emulsionante actua aqui como um agente emulsionante do tipo O/W na emulsificação de óleo de arachis em água. O óleo de arachis ou óleo de amendoim é um óleo fixo, obtido a partir das sementes de Arachis hypogaea. É nutritivo. Externamente, actua como emoliente e calmante para superfícies inflamadas. A calamina actua como adstringente suave e alivia o desconforto da dermatite. O óxido de zinco é um anti-sético suave.

Preparação:

Derreter a cera emulsionante em lume brando; juntar o óleo de arachis e misturar até aquecer. Adicionar 10 g de água à mesma temperatura e mexer até arrefecer. Triturar a calamina e o óxido de zinco com a água restante, juntar o creme e misturar.

Conservar num recipiente bem fechado em local fresco.

EXERCÍCIO 3

Preparação do Cold Cream

Fórmula:

Cera de abelha branca10 gm

Parafina líquida 30 gm

Bórax 0.5gm

Água 9,5 ml

Descrição:

A cera de abelha é constituída principalmente por palmitato de miricilo, que confere à cera de abelha a propriedade emulsionante para formar emulsões do tipo W/O. Além disso, a cera de abelha também contém ácido cerótico livre, que reage com o bórax (borato de sódio) para formar sabões de bórax. Os sabões de bórax produzem normalmente emulsões O/W mas, neste caso, ocorre uma inversão de fase devido à presença de palmitato de miricilo e obtém-se um creme W/O, conhecido como cold cream. No passado, a fase oleosa do cold cream era um óleo vegetal. Dado que os óleos vegetais têm tendência a rancificar, são frequentemente substituídos na totalidade por parafina líquida, o que permite obter um creme mais fácil de conservar. Os cremes frios do tipo "bórax-cera de abelha" não são muito estáveis; estalam quando esfregados na pele e a fase aquosa evapora-se lentamente, produzindo o efeito de arrefecimento que dá origem ao nome do creme. A película oleosa residual da parafina líquida tem uma ação emoliente. O bórax tem uma ação antibacteriana e adstringente ligeira. O creme frio é uma preparação cosmética utilizada para limpar e suavizar a pele.

Preparação:

Derreter a cera de abelha com a parafina líquida e elevar a temperatura para 70°C. Dissolver o bórax na água e aquecer a solução a 70 °C. Adicionar gradualmente a solução à mistura fundida e mexer, de preferência mecanicamente, até o creme endurecer. A agitação deve ser rápida no início, mas há que ter o cuidado de evitar um arejamento excessivo à medida que a preparação começa a engrossar. Embalar num recipiente bem fechado para evitar a desidratação.

EXERCÍCIO 4

Preparação do creme de brilho

Fórmula:

Ácido esteárico 20.0 gm

Álcool cetílico 0,50 gm

Trietanolamina 1,20 gm

Hidróxido de potássio 0,36 gm

Glicerina 8,0 gm

Metilparabeno 0,4 gm

Água 69,94 gm

Óleo de lavanda q.s.p.

Descrição:

Os cremes que desaparecem têm este nome pelo facto de parecerem desaparecer quando são espalhados na pele. Quando são aplicados na pele, espalham-se como uma película fina que não é visível a olho nu. Os cremes de desaparecimento são emulsões do tipo óleo em água. O creme de desaparecimento, quando aplicado na pele, vaporiza a água, provocando uma sensação de arrefecimento. Após algum tempo, a água evaporada leva à alteração da proporção de óleo e água na emulsão, formando uma emulsão do tipo água em óleo (W/O). Este fenómeno é conhecido como inversão de fase.

Os cremes de brilho - que também podem ser designados por cremes de estearato - eram conhecidos pela sua sensação suave e seca na pele e pelo seu brilho nacarado. Quimicamente, são emulsões de óleo em água constituídas por ácido esteárico, um alcalino, um poliol e água. O ácido esteárico constitui a fase oleosa. A presença de álcool gordo (por exemplo, álcool cetílico) na formulação modifica o ponto de fusão do ácido esteárico. O alcalino (por exemplo, KOH, NaOH, trietanolamina) reage com parte do ácido esteárico para formar um sabão que funciona como emulsionante. O ácido esteárico não reagido (20 - 30%) é neutralizado pelo alcalino e determina a consistência do creme. O hidróxido de potássio é mais utilizado, uma vez que permite obter um creme de textura fina sem excessiva aspereza. O hidróxido de sódio ou de potássio, quando utilizados isoladamente, formam um creme duro, pelo que devem ser sempre utilizados em combinação. O poliol (por exemplo, glicerina, sorbitol, propilenoglicol) torna o creme

mais espalhável e também actua como humectante para ajudar a evitar que o creme seque e rache durante o armazenamento no seu recipiente. Os conservantes (por exemplo, metilparabeno e propilparabeno) evitam a deterioração causada por bactérias e fungos. O perfume (por exemplo, óleo de lavanda e terpineol) confere odor ao creme. A natureza do brilho nacarado dos cremes de brilho está associada à qualidade do creme. O perolado do creme de brilho pode dever-se à formação de cristais de estearato semelhantes a plaquetas na mistura quando a fase oleosa funde acima da temperatura corporal. Estes cristais reflectem e refractam a luz para produzir a camada brilhante não gordurosa na pele e, se estiverem ausentes, desaparecem.

Os cremes desmaquilhantes, sendo à base de água, têm um toque não oleoso e não gorduroso, o que os torna adequados para as mulheres com pele oleosa. São geralmente utilizados durante o dia, razão pela qual o creme de brilho é um creme de dia. Os cremes de brilho podem ser utilizados como cremes de base para ajudar o pó a aderir ao rosto, para proteger a pele dos "ventos frios". A presença do humectante glicerina reduz a perda de humidade da pele seca. Como os cremes desmaquilhantes têm um acabamento semi-mate, também podem ser utilizados sem pó para reduzir os efeitos da oleosidade e do brilho na pele.

Preparação:

Fundir o ácido esteárico com o álcool cetílico a cerca de 70°C. Dissolver a trietanolamina, o hidróxido de potássio, a glicerina e o metilparabeno em água e aquecer a solução aquosa a 70°C. Adicionar lentamente a solução aquosa quente à fase oleosa fundida e agitar até à formação de um creme. Deixar arrefecer até à temperatura ambiente e adicionar algumas gotas de óleo de lavanda e misturar bem.

EXERCÍCIO 5

Preparação do creme universal

Fórmula:

Álcoois de lã	2,5 gm
Cera microcristalina	6,0 gm
Parafina líquida	21,0 gm
Parafina mole branca	5.0 gm
Glicerina	5.0 gm
Sulfato de magnésio	0,7 gm
Água	59,8 gm

Perfume q.s.p.

Para-hidroxibenzoato de metilo q.s.p.

Para-hidroxibenzoato de propilo q.s.p.

Hidroxilanisol butilado q.s.p.

Descrição:

Os cremes para todos os fins são de tipo medianamente oleoso mas não gorduroso e podem espalhar-se facilmente na pele para dar uma película protetora. São conhecidos como "creme desportivo" e utilizados por desportistas em actividades de esqui e ao ar livre. Podem funcionar como creme nutritivo para a pele quando aplicado em excesso ou como creme de noite ou creme protetor para a prevenção de queimaduras solares ou para o tratamento da pele seca e áspera. Funcionam como cremes para as mãos ou cremes de base quando aplicados com moderação.

Os cremes multiusos são essencialmente à base de álcoois de lã. Actua como um emulsionante de água em óleo devido à propriedade de absorção de água. A propriedade emulsionante do álcool de lã pode ser protegida utilizando um antioxidante como o hidroxianisol butilado. Se

A oxidação ocorre e a água pode perder-se da base e infiltrar-se. A preparação é facilmente espalhada devido à presença de cera microcristalina. A parafina líquida e a parafina mole branca são utilizadas para obter uma camada protetora. O sulfato de magnésio é utilizado para aumentar a estabilidade dos cremes devido à presença de iões de magnésio na fase aquosa. Os para-hidroxibenzoatos de metilo e de propilo podem ser utilizados como conservantes para evitar o crescimento microbiano.

Preparação:

Aquecer e fundir o álcool de lã, a cera microcristalina, a parafina líquida e a parafina mole branca a 75°C. Misturar o hidroxilanisol butilado na fase oleosa. Dissolver a glicerina, o sulfato de magnésio, o benzoato de metilo e de propilo para-hidroxilo em água e aquecer a 75 °C. Misturar a fase aquosa com a fase oleosa, agitando continuamente. Homogeneizar e arrefecer até 40°C e adicionar o perfume com agitação.

EXERCÍCIO 6

Preparação do creme de barbear

Fórmula:

Ácido esteárico 30.0 gm

Óleo de côco 10.0 gm

Óleo de palmiste 5.0 gm

Hidróxido de potássio 7,0 gm

Hidróxido de sódio 1,5 gm

Glicerina 10.0gm

Água 36.5gm

Metilparabeno 0,1 gm

Perfume q.s.p.

Descrição:

O creme de barbear é um produto colocado na pele (principalmente no rosto e nas pernas) para proporcionar uma lubrificação que ajuda a evitar as queimaduras da lâmina e o desconforto durante o barbear. Existe numa grande variedade de formatos, incluindo cremes, géis e, mais frequentemente, espumas.

Os cremes de barbear são colocados na zona da pele onde se vai fazer a depilação. O creme é espalhado numa camada espessa onde reveste o pelo que vai ser removido. O operador pega então numa lâmina de barbear e passa-a lentamente pelo creme de barbear. Isto remove o creme e os pêlos. A lâmina é enxaguada e as passagens subsequentes na pele removem o resto dos pêlos indesejados.

As fórmulas dos cremes de barbear têm várias formas diferentes de ajudar na remoção dos pêlos indesejados. Uma das funções é amaciar o pelo através da hidratação para facilitar o corte. Os pêlos húmidos são mais fáceis de cortar. Outra função é atuar como um lubrificante entre a lâmina de barbear e a pele. Isto inibe os cortes e as pancadas, mas não interfere com a remoção dos pêlos.

Os principais ingredientes do creme de barbear incluem tensioactivos, solventes, humectantes, agentes condicionadores, lubrificantes e ingredientes estéticos. Os tensioactivos mais comuns utilizados nos cremes de barbear são os tensioactivos à base de sabão, como o ácido esteárico, o ácido palmítico ou outros ácidos gordos do coco. Estes são neutralizados com TEA, NaOH ou KOH. Podem também ser utilizados outros tensioactivos estabilizadores da espuma, como o Lauril Sulfato de Sódio. O sistema tensioativo representa normalmente cerca de 10% da formulação.

Para lubrificar e hidratar a pele, são incluídos humectantes e outros ingredientes condicionantes. Estes podem ser óleo mineral, lanolina, glicerina, gomas de guar ou uma variedade de compostos poli-quaternários. Estes ingredientes constituem cerca de 5-10% da fórmula.

Os outros ingredientes incluem materiais estéticos como fragrâncias, conservantes, materiais de ajuste de pH e, por vezes, corantes.

Preparação:

Aquecer e fundir o ácido esteárico a 75°C. Misturar o óleo de coco e o óleo de palmiste com o ácido esteárico fundido. Dissolver o hidróxido de potássio, o hidróxido de sódio, a glicerina e o metilparabeno em água e aquecer a 75 °C. Misturar a fase aquosa com a fase oleosa, agitando até se formar um creme. Arrefecer até 45°C e adicionar perfume e misturar.

PASTAS

Teoria

As pastas são preparações semi-sólidas e não gordurosas que consistem numa elevada proporção de medicamentos em pó fino para uso externo. A adição de pó melhora a porosidade (respirabilidade). Por exemplo, no tratamento de assaduras, é desejável uma base de pomada protetora que também permita a respirabilidade da pele. A adição de pó para transformar uma pomada numa pasta também aumenta a consistência da preparação, de modo a que seja mais difícil de esfregar. Esta propriedade é útil quando não se pretende que uma preparação irritante entre em contacto com a pele normal (por exemplo, pasta de antralina para o tratamento da psoríase). Quando aplicados na pele, aderem bem, formando uma camada espessa que protege e acalma as superfícies inflamadas e cruas. São emolientes e porosos, pelo que a transpiração pode sair. São menos gordurosos do que as pomadas. A sua eficácia depende da manutenção de uma camada superficial espessa.

EXERCÍCIO 1

Preparação da pasta de zinco composto e ácido salicílico (pasta de Lassar)

Fórmula:

Óxido de zinco, finamente peneirado 240 g

Ácido Salicílico, finamente peneirado20 g

Amido, finamente peneirado 240 g

Parafina mole branca 500 g

Preparação:

Derreter a parafina mole branca, incorporar o óxido de zinco, o ácido salicílico e o amido e mexer até arrefecer.

Descrição:

Teor de óxido de zinco, ZnO: 22,5 a 25,5% w/w.

Teor de ácido salicílico, $C7H6O3$: 1,9 a 2,1% p/p.

Utilizações da pasta de Lassar: O creme tópico de óxido de zinco é utilizado para tratar e prevenir assaduras, eczema e psoríase. Também é utilizado para proteger a pele da irritação e da humidade causadas pela utilização de fraldas.

EXERCÍCIO 2

Preparação de pasta de alumínio composto (pasta de Baltimore)

Fórmula:

Alumínio em pó 200 gm

Óxido de zinco 400 gm

Parafina líquida 400 gm

Preparação:

Misturar o pó de alumínio e o óxido de zinco com a parafina líquida até obter uma mistura homogénea. Descrição:

A Pasta de Alumínio Composto contém 15,8 a 20,0% p/p de Alumínio em Pó e 37,0 a 42,0% p/p de Óxido de Zinco numa base de parafina líquida hidrofóbica. É utilizada para proteger a pele da descarga de colostomias, ileostomias.

EXERCÍCIO 3

Preparação da pasta de sulfato de magnésio (pasta de Morison)

Fórmula:

Sulfato de magnésio seco 45%w/w

Fenol 0,5% p/p

Glicerina (previamente aquecida a 120°C durante 1 hora e arrefecida) 55% p/p

Preparação:

Secar cerca de 70 g de sulfato de magnésio seco a 150 °C durante 1,5 horas ou a 130 °C durante 4 horas e deixar arrefecer num exsicador. Levigar 45 g de sulfato de magnésio seco num almofariz seco e quente com o fenol dissolvido em glicerina. Embalar num frasco de vidro bem fechado. Utilizações:

É utilizado para tratar furúnculos e carbúnculos, devido aos poderosos efeitos osmóticos do sulfato de magnésio e da glicerina.

Descrição:

A pasta de Morison deve estar isenta de microrganismos, uma vez que é utilizada para extrair o conteúdo de furúnculos e carbúnculos e não deve provocar reinfecções. Os efeitos combinados do calor, da atividade antimicrobiana da glicerina e da presença de alguma água (devido à natureza higroscópica da glicerina) garantem a destruição dos microrganismos patogénicos. Os microrganismos presentes no sulfato de magnésio são destruídos pelo processo de secagem. O fenol tem um efeito analgésico ligeiro. Contribui para a manutenção da esterilidade. O método de secagem do sal produz um pó que contém pelo menos 85 % w/w de $MgSO4$, correspondendo aproximadamente a $MgSO4 . H2 O$; que não se cristaliza na pasta. O pó sedimenta muito rapidamente e, por conseguinte, a pasta de Morison não deve ser embalada em tubos dobráveis.

EXERCÍCIO 4

Preparação da pasta de dentes

Fórmula:

Carbonato de cálcio	44.5 gm
Carbonato de magnésio	1,0 gm
Hidróxido de magnésio	3,0 gm
Lauril sulfato de sódio	1.0 gm
Goma de tragacanto	1.0 gm
Glicerina	31.0 gm
Óleo de hortelã-pimenta	1.0 gm
Sacarina	0,1 gm
Água	18,4 gm
Conservante q.s.p.	

Preparação:

Misturar a glicerina com a goma adragante num almofariz seco para obter uma mistura mucilaginosa. Misturar o carbonato de cálcio, o carbonato de magnésio e o hidróxido de magnésio e adicionar gradualmente à mistura mucilaginosa, agitando suavemente de forma contínua. Adicionar sacarina, conservante dissolvido em água e misturar bem. Adicionar o lauril sulfato de sódio e o óleo de hortelã-pimenta e misturar com uma ligeira agitação. Embalar num tubo dobrável.

Descrição:

As pastas de dentes são as preparações mais populares e mais utilizadas para a limpeza dos dentes. Contêm vários ingredientes para cumprir várias funções. O carbonato de cálcio, o carbonato de magnésio e o hidróxido de magnésio presentes na formulação são utilizados como materiais abrasivos, de polimento ou de limpeza. De preferência, são insolúveis em água. A pasta de dentes preparada com carbonato de cálcio de grau muito ligeiro não endurece. Confere alcalinidade à preparação. O lauril sulfato de sódio ajuda a humedecer e a dispersar os materiais em pó na pasta. Ajuda a penetrar a pasta e os abrasivos nas fendas finas e noutros locais, contribuindo assim para a remoção de partículas de alimentos e detritos. A capacidade de emulsificação do SLS ajuda na remoção do muco. A goma tragacanto é utilizada como agente aglutinante. Melhora e mantém a consistência da pasta e evita a sua separação. A glicerina confere um carácter brilhante ao produto e é o humectante mais utilizado. Evita a secagem do produto na bisnaga. A sacarina é um agente adoçante muito utilizado na pasta de dentes. O óleo de hortelã-pimenta é um aroma muito utilizado na pasta de dentes. Produz um sabor suave e distinto no produto na presença do agente adoçante. Deixa um cheiro agradável e refrescante na boca após a utilização. Os conservantes normalmente preferidos são o para-hidroxibenzoato de metilo (0,15%) e o para-hidroxibenzoato de propilo (0,02%). Os conservantes são normalmente dissolvidos no humectante e depois misturados noutros componentes.

BIBLIOGRAFIA

1. http://rxistsource.blogspot.in/2014/12/aromatic-waters.html

2. Farmácia prática, 4ª edição. SB Gokhale, SG Gattani, SR Bakliwal. Nirali Prakashan, Pune INDIA. 2007.

3. Farmacologia dos adstringentes. http://www.britannica.com/science/astringent.

4. Peter A. Ciullo (1996). Industrial Minerals and Their Uses: A Handbook and Formulary. William Andrew. p. 407.

5. Acne. http://www.brown.edu.

6. Dockery, Gary L.; Crawford, Mary Elizabeth (1999). Atlas a Cores de Dermatologia do Pé e Tornozelo. Lippincott Williams & Wilkins. p. 171.

7. O que são medicamentos antipruriginosos? http://www.innovateus.net/innopedia/what-are-medicamentos antipruriginosos.

8. Cera emulsionante. http://www.teachsoap.com/emulsifywax.html.

9. Emulsões. http://allnaturalbeauty.us/emulsions.htm.

10. http://www.netdoctor.co.uk/medicines/skin-and-hair/a6658/emulsifying-pomada-bp

11. www.nhstaysidecdn.scot.nhs.uk/.../idcplg?IdcService=GET

12. https://imedi.co.uk/emulsifying-ointment-bp

13. www.umangpharma.com/products/effervescentgranules.php.

14. Prabhakar C, BalaKrishna K. Uma revisão sobre comprimidos efervescentes. Int J Pharm Tech 2011; 3:704-712.

15. Nagendrakumar D, Raju SA, Shirsand SB, Para MS, Rampure MV. Rápido Comprimidos de dissolução de Fexofenadine HCl pelo método efervescente. Indian J Pharm Sci 2009; 71(2):116-9.

16. Formas de dosagem sólidas: Pós e grânulos. http://kinam.com/Lectures/363/2.%20Powders%20&%20Granules%20Text.p df.

17. https://en.wikipedia.org/w/index.php?title=Cream_(pharmaceutical)

&oldid=692542543.

18. https://en.wikipedia.org/wiki/Cold creme

19. Cooper and Gunn's Dispensing for Pharmaceutical Students. S J Carter Eds., 12th Edn., CBS Publishers & Distributers, Delhi India.

20. Kasture PV, Parakh SR, Gokhale SB, Paradkar AR. Text Book of Pharmaceutics II, Nirali Prakashan, Pune Índia.

21. Mithal BM, Saha RN. A handbook of Pharmaceutics, Vallabh Prakashan, Delhi Índia.

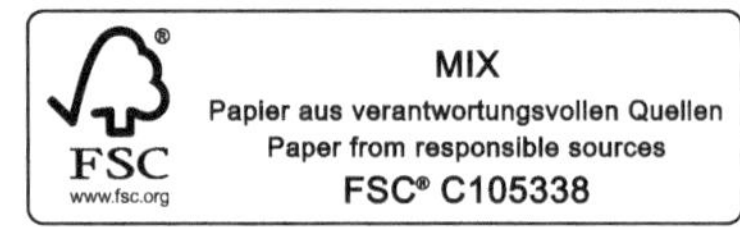

Printed by Books on Demand GmbH, Norderstedt / Germany